"贵州乡村振兴"书系获

贵州出版集团有限公司出版专项资金

资　助

"农村健康生活知识手册"丛书

结核病
防治知识手册

贵州省疾病预防控制中心 / 编

何昱颖　陈慧娟 / 主编

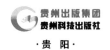

贵州出版集团
贵州科技出版社

·贵　阳·

图书在版编目（CIP）数据

结核病防治知识手册 / 贵州省疾病预防控制中心编；
何昱颖，陈慧娟主编. -- 贵阳 : 贵州科技出版社，
2023.5

（"农村健康生活知识手册"丛书）

ISBN 978-7-5532-1228-9

Ⅰ. ①结… Ⅱ. ①贵… ②何… ③陈… Ⅲ. ①结核病
—防治—手册 Ⅳ. ①R52-62

中国国家版本馆CIP数据核字(2023)第121814号

结核病防治知识手册

JIEHEBING FANGZHI ZHISHI SHOUCE

出版发行	贵州出版集团　贵州科技出版社
地　　址	贵阳市观山湖区会展东路 SOHO 区 A 座（邮政编码: 550081）
出 版 人	王立红
经　　销	全国各地新华书店
印　　刷	贵州新华印务有限责任公司
版　　次	2023 年 5 月第 1 版
印　　次	2023 年 5 月第 1 次
字　　数	43 千字
印　　张	2.375
开　　本	787 mm x 1092 mm　1/32
定　　价	12.00 元

"贵州乡村振兴" 书系编委会

总序

　　"贵州乡村振兴"书系诞生于如火如荼实施的乡村振兴战略大背景之中,从立意、策划、约请作者、编辑书稿、整体设计,直至当前首批成果即将付梓,时间已过去三年。三年中,书系历经多次思路的调整和具体方案的修改,人事也多有变更,但书系所有参与者为乡村种植、养殖产业发展提供技术服务,为乡村生态文明建设提供价值引领,为乡村振兴取得新成果进行总结与宣传的"初心",迄今没有改变。

　　编辑出版"贵州乡村振兴"书系,主要目的是让最前沿的科学知识和成熟的实用技术尽快转化为解决实际问题的要素和生产力提升的推进器。伴随着"贵州乡村振兴"书系抵达田间地头,实用知识和技术"飞入寻常百姓家"。在中国这样有着悠久历史的农业大国,农业科学技术日新月异,不断地推动着种植业、养殖业的发展;与此同时,我国是人口大国,为人民健康保驾护航的医学同样发展迅速。快速发展意味着科学知识、实用技术更新迭代的加快，只有使用最新的成熟技术和知识，才能为贵州产业发展、生态环保、健康生活提供保障，满足广大群众的期盼和渴求。书系中的各个板块，都力图将相关领域最新科学知识和技术化繁为简、化难为易，让阅读该书的广大群众尽快掌握和运用。

在形式上，书系以图文搭配、图文互彰的活泼形式，让严谨的科技知识更易被普通群众接受。书系的主要服务对象为活跃在田间地头的科技特派员、村里的种植户与养殖户（包括合作社、公司等负责人）、农村特殊人群（如患常见疾病的病人、职业病病人、孕产妇、老年人、儿童等）、驻守一线的村干部、返乡大学生、农技员等，如何将正确的理念、前沿的知识、优秀的技术"接地气"地传达给他们，经调查研究、试验、甄别，参考优秀"三农"图书，最终，我们采用科普读物、学术专著兼具，但对科普有所偏重的组织架构。其中，科普读物采用清晰明了的图片、图示配合简明易懂的文字这一出版形式：文字简洁，可以让读者直接抓住实用知识和信息，不走弯路，节省时间；清晰的图片、图示，既可将方块字、数据蕴含的信息可视化，又能丰富和补充文字信息，甚至能呈现由于文字自身的模糊性而无法清楚传递的信息。活泼的设计也有助于调节视觉疲劳和阅读节奏，让纯粹以获取知识和技能、解决问题和困难为目的的阅读不再枯燥乏味。此外，书系中大部分图书采用了口袋书设计，便于携带。

书系的作者，都是在相关领域有扎实的专业知识的。在种植、养殖板块，我们邀请了从事教学和研究多年的专家，以及长期深入田间地头指导具体操作的科技特派员和农技员；在健康板块，作者都从医多年，对于农村人群健康素养水平的提升、常见疾病的防治等经验丰富；在农村"五治"（治垃圾、治厕、治水、治房、治风）板块，我们邀请了从事规划和教学的专家……总之，书系作者既对自己研究的领域有扎实研究，又熟悉贵州的气候、资源禀赋、地形地貌等，与此同时，他们还十分了解这片土地上生活着的人们内心的期待和需求，有着以自身所学所研回馈这片土地的质朴赤子情，也有着"将论文写在大地上"的奋斗精神。

"贵州乡村振兴"书系目前包含"生态农村建设系列"丛书、"农村健康生活知识手册"丛书、"茶叶栽培加工技术手册"丛书、"特色中药材种植养殖技术手册"丛书、"林木作物、农作物种植技术手册"丛书、"畜禽养殖技术手册"丛书、"水产生态养殖技术手册"丛书、"农技员培训系列"丛书等。随着乡村振兴战略的实施，我们也将适时新增板块，以配合和助力贵州乡村振兴的强力推进。当然，虽名为"贵州乡村振兴"书系，主要是为配合贵州乡村振兴工作而策划，但也适用于国内其他部分省（区、市）。

贵州曾是全国脱贫攻坚主战场，当前则是全国乡村振兴战略实施的主战场，统筹城乡一体化发展的任务十分艰巨。

希望"贵州乡村振兴"书系的推出，可以切实助力于"新型工业化、新型城镇化、农业现代化、旅游产业化"目标的实现，乃至助力于全面建成社会主义现代化强国和实现中华民族伟大复兴。

是为序。

中国工程院院士
贵州大学校长 宋宝安

2023 年 3 月

序

　　提升农村群众健康素养水平是实施乡村振兴战略的重要前提，是农村经济社会发展的重要基础，是巩固拓展脱贫攻坚成果的重要保障。2021年，中央一号文件《中共中央　国务院关于全面推进乡村振兴加快农业农村现代化的意见》专门提出：全面推进健康乡村建设，加强妇幼、老年人、残疾人等重点人群健康服务，加强对农村留守儿童和妇女、老年人以及困境儿童的关爱服务。2022年，《国务院关于支持贵州在新时代西部大开发上闯新路的意见》（国发〔2022〕2号）进一步提出：推进健康贵州建设，提升基层卫生健康综合保障能力。2023年，《中共中央　国务院关于做好2023年全面推进乡村振兴重点工作的意见》提出：加强农村老幼病残孕等重点人群医疗保障，最大限度维护好农村居民身体健康。

　　我国现有5亿多农村人口，其中外出务工人员，以及留守老人、留守儿童等特殊人群占很大比例。贵州省疾病预防控制中心的监测数据显示，贵州农村人群的死亡率高于全国及西部平均水平，因慢性病导致的死亡人数占农村全部死亡人数的84.0%。2018年，贵州农村居民接受健康体检的比例仅有32.2%，低于城市地区比例（41.0%），而高血压、糖尿病等慢性病的患病率，农村与城市并没有差异。

　　如何做好巩固拓展脱贫攻坚成果和乡村振兴的有效衔接，如何推进健康乡村建设，开展健康知识的普及与宣传，增强农村群众的文明卫生意识和健康素养水平，是巩固拓展健康扶贫成果、实施乡村振兴战略的重要课题。

欣闻"贵州乡村振兴"书系即将出版，其中由贵州省疾病预防控制中心牵头编写的"农村健康生活知识手册"丛书以图文并茂的形式，围绕当前农村地区的常见病、多发病以及广大农村群众关心的健康问题，不仅介绍了高血压、糖尿病等常见病的防治知识，老年人、儿童、孕产妇等重点人群的健康管理方法，农村常见毒蘑菇识别要点，农村常见意外伤害、自然灾害防治知识等，还对农村群众就业、就医中急需的职业病防治、医保政策要点以及合理用药、免疫接种、膳食营养等知识进行了科普宣传，内容深入浅出，文字通俗易懂，契合农村群众的实际需要。这种形式的健康科普非常符合世界卫生组织提出的"将健康融入所有政策（Health in All Policies，HiAP）"的方针，必能为提升广大农村群众的健康素养水平发挥积极的作用。

衷心祝愿阅读该丛书的广大农村群众，更加健康，更加幸福！

2023 年 2 月 1 日

（吴静为中国疾病预防控制中心慢性非传染性疾病预防控制中心主任，研究员）

目　录

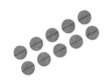

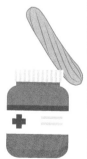

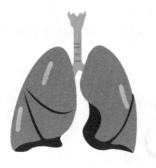

你了解肺结核吗?

什么是肺结核?

肺结核俗称肺痨、痨病,是由结核分枝杆菌感染引起的呼吸系统疾病,属于慢性传染病,主要侵犯肺、气管、支气管和胸膜。

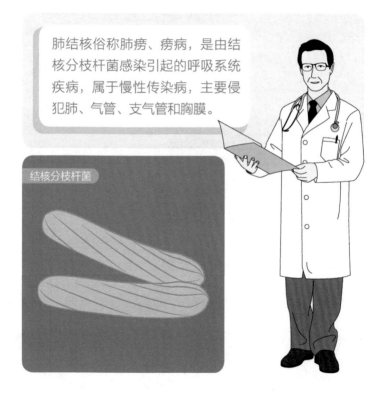

结核分枝杆菌

结核分枝杆菌是 1882 年 3 月 24 日由德国科学家罗伯特·科赫在肺结核患者口痰里分离得到的。

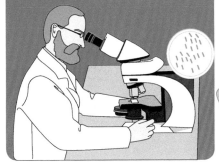

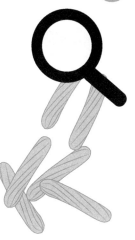

哈哈哈，我就是结核分枝杆菌！我最爱侵犯人体的肺部。

除了头发、牙齿和指甲，人体哪里都是我的家。在干燥的口痰内，我可存活3～6个月。

我不怕干燥、冷、酸、碱，就怕紫外线。

结核分枝杆菌
怎样损害肺?

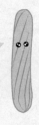

进入肺部后,我会被巨噬细胞吞噬。当人的免疫力低下时,我就会在巨噬细胞中不断繁殖,直到把巨噬细胞撑破,然后进一步侵犯更多的巨噬细胞,形成感染灶。

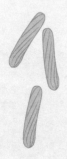 侵犯 →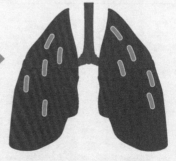

第一篇

肺结核的主要症状有哪些？

咳嗽、咳痰大于2周，咯血或痰里带血丝是肺结核的主要症状，也称为可疑症状。其他症状为常见症状，如消瘦、疲惫乏力、食欲减退、午后低热等。一旦出现这些症状，应高度重视，立即到结核病定点医院就诊。

咳嗽、咳痰大于2周	咯血或痰里带血丝	消瘦
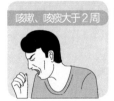	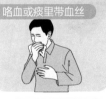	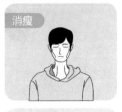
疲惫乏力	食欲减退	午后低热
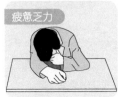	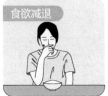	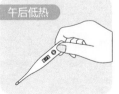

结核性胸膜炎的主要症状有哪些?

结核性胸膜炎属于肺结核的一种特殊表现类型。结核性胸膜炎的主要症状有发热、胸痛、气短、干咳。胸痛常与呼吸有关,多在深呼吸时加重,这是发现结核性胸膜炎的关键线索。

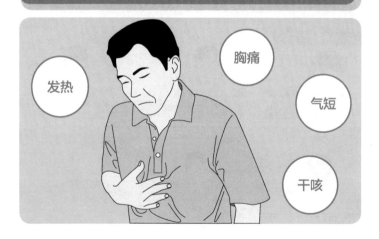

发热　胸痛　气短　干咳

第二篇

结核分枝杆菌的传播途径有哪些?

结核分枝杆菌主要通过呼吸道传播。咳嗽、大声说话、唱歌、打喷嚏等都可能导致结核分枝杆菌的传播。

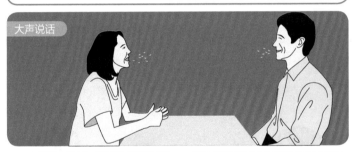

大声说话

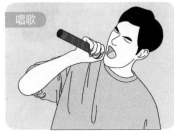

唱歌

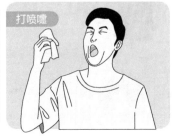

打喷嚏

结核分枝杆菌是怎么通过呼吸道传播的?

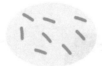

当患者咳嗽、打喷嚏、大声说话、唱歌时,会喷出飞沫,结核分枝杆菌被包裹在这些飞沫里,漂浮在周围环境中,当健康人群吸入这些带有结核分枝杆菌的飞沫后,就有可能感染。

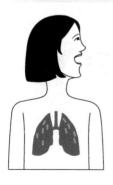
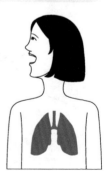

感染了结核分枝杆菌就会患上肺结核吗?

感染结核分枝杆菌后不一定会发病,是否发病与很多因素有关。如与肺结核患者长时间、近距离共处一室,在房间不通风和/或肺结核患者处于传染期(排菌量大)的情况下,免疫力低下的人群感染结核分枝杆菌后就容易发病。

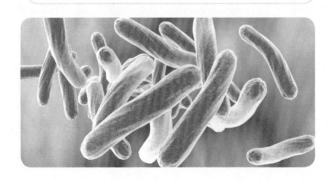

①与肺结核患者长时间、近距离共处一室

②患者排菌量大

③不通风

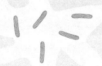

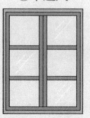

④免疫力低下的人群

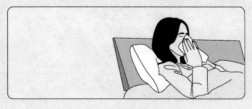

肺结核高危人群
有哪些?

人群普遍易感肺结核,但以下几类人群为肺结核高危人群:

★ 艾滋病患者或艾滋病病毒感染者。

★ 长期接受免疫抑制剂治疗的人。

★ 老年人。

★ 其他非结核性疾病患者,如尘肺病、糖尿病患者。

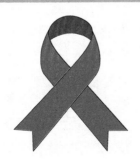

艾滋病患者或艾滋病病毒感染者

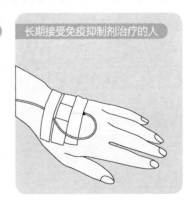

长期接受免疫抑制剂治疗的人

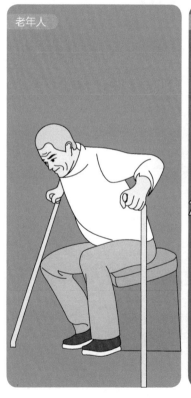

老年人

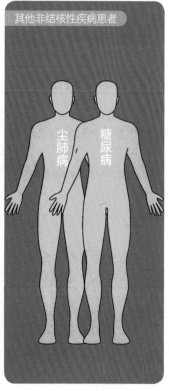

其他非结核性疾病患者

尘肺病　糖尿病

艾滋病患者或艾滋病病毒感染者

艾滋病病毒攻击人类免疫系统，使人体抵抗结核分枝杆菌的能力下降，造成结核分枝杆菌感染，或使身体内处于休眠状态的结核分枝杆菌复燃，迅速发展为结核病。

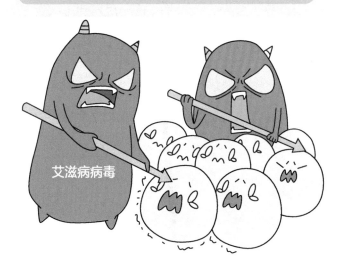

艾滋病病毒

| 老年人 ⭐

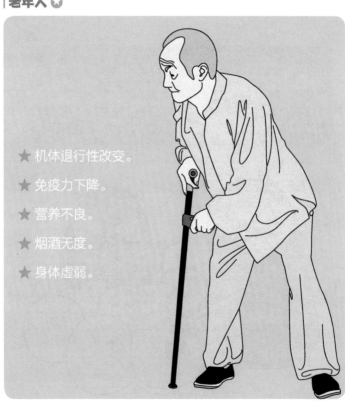

★ 机体退行性改变。

★ 免疫力下降。

★ 营养不良。

★ 烟酒无度。

★ 身体虚弱。

尘肺病患者 ⭐

尘肺病是指长期吸入大量有害粉尘并沉积于肺, 使呼吸道纤毛上皮细胞受损, 引起广泛肺纤维化的疾病。结核分枝杆菌很容易进入尘肺病患者肺内, 因为其肺组织供血不良、淋巴回流障碍, 致使结核分枝杆菌不易被人体清除, 所以尘肺患者易合并肺结核。

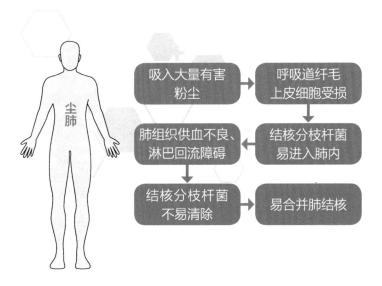

糖尿病患者 ✪

糖尿病患者容易合并肺结核，原因有以下几个方面。

★ 血液和组织中含糖量高，给结核分枝杆菌提供营养环境。

★ 免疫力低下，易受细菌感染。

★ 维生素 A 缺乏，导致呼吸道黏膜上皮细胞抵抗力降低。

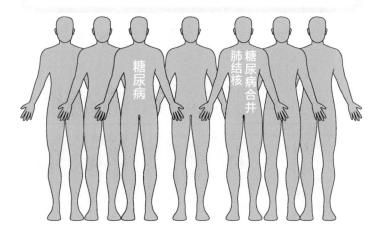

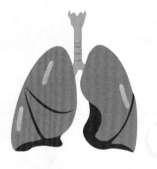

你了解肺结核是
怎么诊断的吗?

得了肺结核
去哪里就医？

出现了肺结核症状，要及时到结核病定点医院的结核病门诊就医。

我省每个县（市、区）都有一家结核病定点医院。

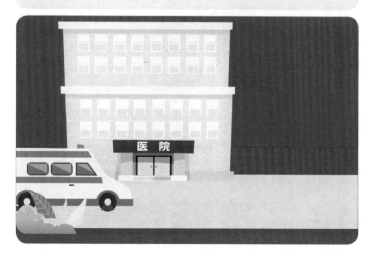

诊断肺结核
要做哪些检查?

肺结核的诊断包括影像学检查和实验室检查。

影像学检查:

★ 胸部X线检查。

★ 胸部CT检查。

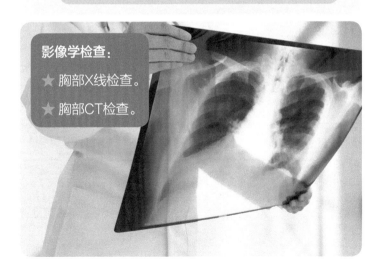

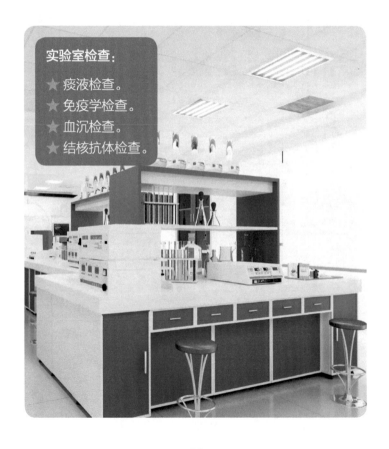

实验室检查:

★ 痰液检查。
★ 免疫学检查。
★ 血沉检查。
★ 结核抗体检查。

影像学检查 ✪

常进行胸部X线或CT检查,不仅可判断病情,还能判断治疗前后病灶变化的情况。

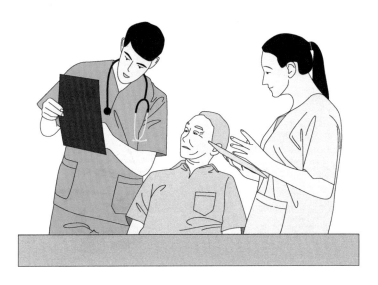

实验室检查 ★

★ 痰液检查：

痰液检查对于肺结核的诊断非常重要，同时，在治疗期间定期进行痰液检查，还能评价治疗效果。

痰液检查包括痰涂片、痰培养、分子生物学检测。其中，痰涂片快捷、经济，但只有当痰液中菌量很多时才能检测出来，而分子生物学检测不仅快捷，痰液内菌量较少时也能检出。这两种都是现在常用的方法。

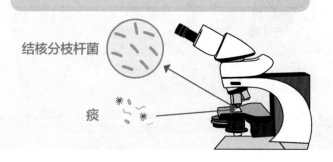

结核分枝杆菌

痰

为了提高痰液中结核分枝杆菌的检出率，通常会要求患者留取3个痰标本。

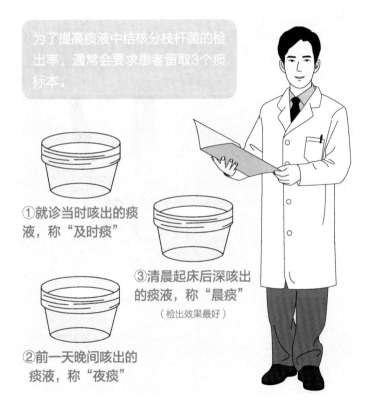

①就诊当时咳出的痰液，称"及时痰"

③清晨起床后深咳出的痰液，称"晨痰"

（检出效果最好）

②前一天晚间咳出的痰液，称"夜痰"

痰液质量的好坏与诊断结果密切相关，因此，正确留取合格的痰标本非常重要。

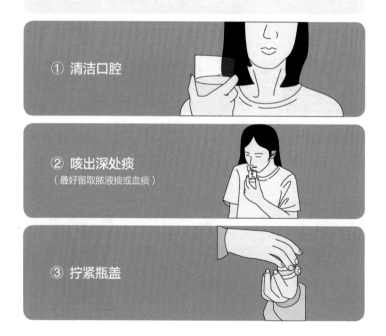

① 清洁口腔

② 咳出深处痰
（最好留取脓液痰或血痰）

③ 拧紧瓶盖

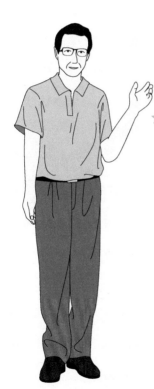

★ **免疫学检查：**

结核菌素试验（简称PPD试验）、重组结核杆菌融合蛋白试验（简称EC试验）和γ-干扰素释放试验都是肺结核的辅助诊断方法，也常用于发生结核病疫情时对密切接触者的筛查。

需要注意的是，上述试验结果如为阳性，仅表示有感染，但不一定患病，不能作为诊断肺结核的依据。

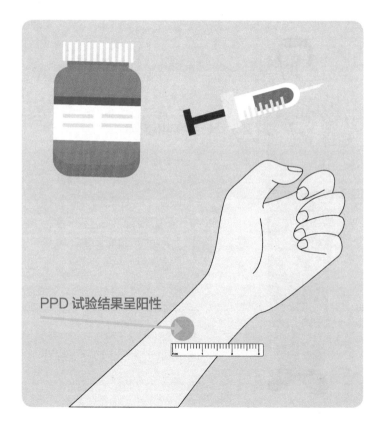

PPD 试验结果呈阳性

第三篇

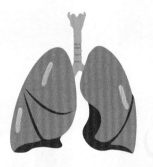

你了解肺结核密切接触者及筛查吗？

1名肺结核患者1年平均可传染多少名健康人？

1名肺结核患者1年平均可传染15名健康人。

1年平均
传染15名

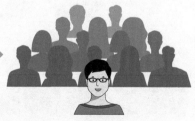

1名肺结核患者   健康人

第三篇

什么是肺结核密切接触者？

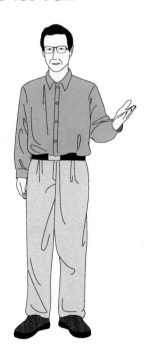

肺结核密切接触者是指与肺结核患者在其确诊前3个月至开始抗结核治疗后14天内有过直接接触的人。

以下三类人群容易成为肺结核密切接触者：

★ 患者的医护人员。

★ 与患者共同生活的家人。

★ 与患者共同学习、工作的同学、同事。

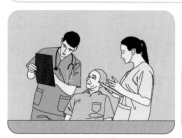
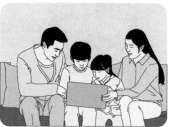
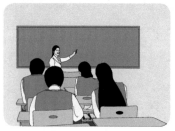
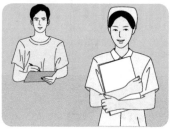

如何筛查家庭内肺结核密切接触者?

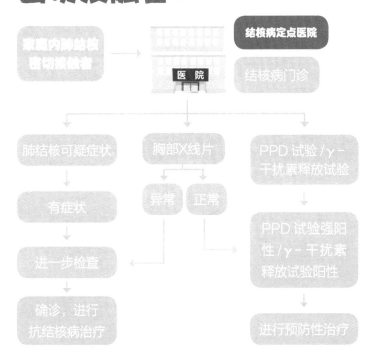

如何筛查学校内肺结核密切接触者?

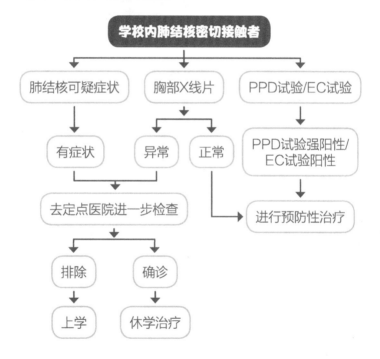

学校内肺结核密切接触者

- 肺结核可疑症状 → 有症状 → 去定点医院进一步检查 → 排除 → 上学 / 确诊 → 休学治疗
- 胸部X线片 → 异常 / 正常
- PPD试验/EC试验 → PPD试验强阳性/EC试验阳性 → 进行预防性治疗

学生肺结核患者需要休学治疗 ✪

为防止肺结核在学校传播，根据国家和贵州省的有关要求，有以下情况之一的学生肺结核患者，结核病定点医院医生开具休学证明的，须居家休学治疗：

★ 痰液检查结果为阳性的肺结核患者（涂片阳性、培养阳性、分子生物学检测阳性）。

★ 痰液检查结果为阴性，但胸部X线片显示肺部病灶广泛和/或伴有空洞的肺结核患者。

★ 具有明显的肺结核症状。

★ 结核病定点医院建议休学的其他情况。

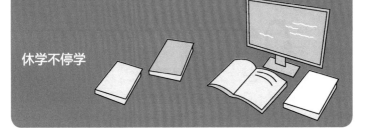

休学不停学

学生肺结核患者复学标准 ★

根据国家和贵州省的有关要求，学生肺结核患者居家休学治疗后，符合以下条件之一的，结核病定点医院医生开具复学证明后，可返校办理复学手续：

★ 痰液检查结果为阳性的肺结核患者以及痰液检查结果为阴性的重症肺结核患者，经过规范治疗并完成疗程后，达到治愈或治疗成功标准。

★ 其他痰液检查结果为阴性的肺结核患者经过2个月的规范治疗后，症状减轻或消失，胸部X线片显示肺部病灶明显吸收，治疗3个月末痰涂片、4个月末痰涂片均为阴性（每次痰涂片时间间隔1个月），且至少1次痰培养为阴性。

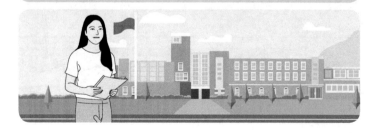

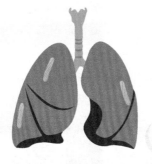

你知道肺结核怎么治疗吗?

什么是肺结核的预防性治疗?

结核分枝杆菌潜伏感染,就像细菌在身体里沉睡,当某天身体抵抗力降低时,结核分枝杆菌就会醒来,不断繁殖,并攻击肺部而引发疾病。

肺结核的预防性治疗可以大大降低人体发病概率。现在不发病,不代表将来不发病。

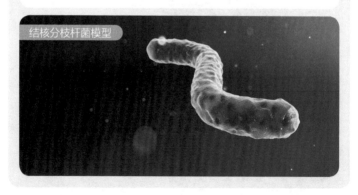

结核分枝杆菌模型

治疗原则 ★

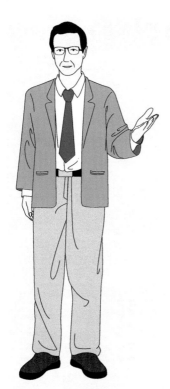

★ **早期:**

治疗越早,效果越好。

★ **联合:**

联合用药,增强疗效。

★ **全程:**

全程用药,减少复发。

★ **规律:**

规律用药,减少耐药。

★ **适量:**

适量用药,疗效最好。

什么是
固定剂量复合制剂？

抗结核常用药物包括异烟肼、利福平、吡嗪酰胺和乙胺丁醇，它们又被称为一线抗结核药物。

固定剂量复合制剂是指将2种以上一线抗结核药物按一定的剂量、配方制成的一种复合制剂，是抗结核常用药物。

使用固定剂量复合制剂治疗结核病，可以达到联合、适量、规律用药的目的。

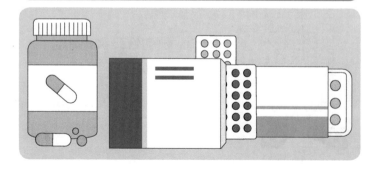

乙胺吡嗪利福异烟片

1片药中含有乙胺丁醇、吡嗪酰胺、利福平和异烟肼，适用于治疗强化期。

异福酰胺胶囊

1粒药中含有利福平、异烟肼和吡嗪酰胺，适用于治疗强化期。

异福片　　　异福胶囊

1片/粒药中含有利福平和异烟肼，适用于治疗巩固期。

普通肺结核治疗疗程是怎样的？

肺结核的治疗疗程分为治疗强化期（至少2个月）和治疗巩固期（至少4个月）2个阶段，治疗全程至少需要6个月，且只有全程服药才可能治愈。

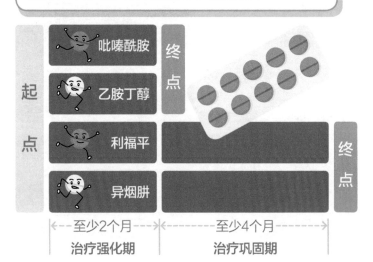

不规律服药的危害有多大？

随意停药、减药，或者忘记服药，不仅易使疾病复发、病情恶化，还会导致耐药肺结核。一旦成为耐药肺结核，就会使病情恶化、治疗费用增加，甚至无药可治，并且还会传染身边的人。因此，规律服药很重要！

规律服药很重要！

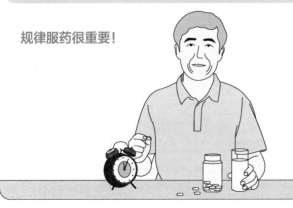

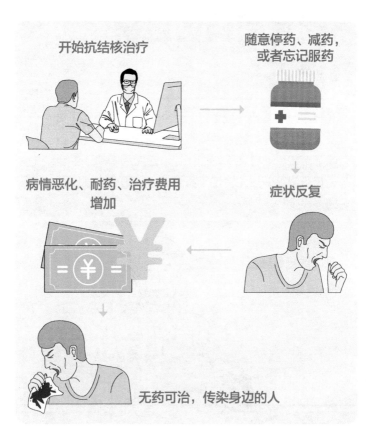

开始抗结核治疗

随意停药、减药，或者忘记服药

症状反复

病情恶化、耐药、治疗费用增加

无药可治，传染身边的人

什么是耐药肺结核?

患上耐药肺结核的患者，其体内感染的结核分枝杆菌像拥有了盾牌一样变得强大，普通一线抗结核药物对它们已经没有任何效果。现在常说的耐药肺结核是指对利福平耐药的肺结核。

耐药
肺结核

耐药肺结核的危害有多大？

治疗费用加大，是普通肺结核的几十倍乃至上百倍。

治疗的时间可延长为1.5~2年，是普通肺结核治疗时间的3~4倍。

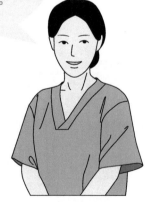

服药以后会出现哪些不良反应？

消化道反应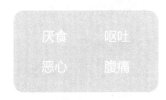

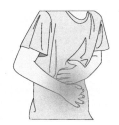

厌食　　呕吐

恶心　　腹痛

肝功能损害

转氨酶升高黄疸

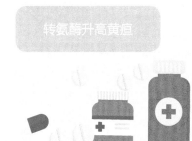

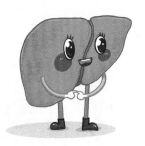

神经系统异常 ⭐

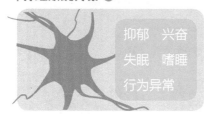

抑郁 兴奋
失眠 嗜睡
行为异常

肾功能损害 ⭐

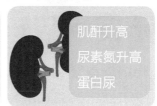

肌酐升高
尿素氮升高
蛋白尿

血液系统异常 ⭐

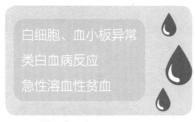

白细胞、血小板异常
类白血病反应
急性溶血性贫血

过敏反应 ⭐

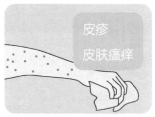

皮疹
皮肤瘙痒

听力损害及视力损害 ⭐

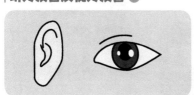

尿酸增高及关节疼痛 ⭐

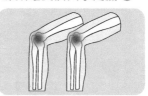

怎样早识别、早处理 药物不良反应？

服用抗结核药物以后，只有一小部分人会出现不良反应。
出现不良反应后应该怎么处理呢？

★ 出现不适须及时就医。

★ 定期去门诊复查。

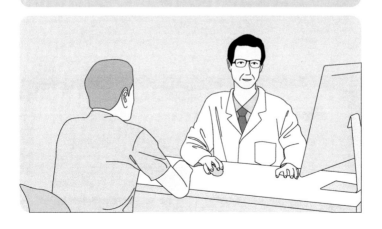

肺结核患者如何做好健康管理？

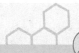

为了提高结核病患者健康管理服务，督导患者按时服药，及早识别不良反应，我国出台了针对结核病的基本公共卫生服务规范，规定主要由基层医生定期对患者进行访视。

结核病基本公共卫生服务

告知服药方法　　评估家庭环境　　健康教育

处理不良反应　　提醒取药复查　　督导服药

|基层医生定期访视

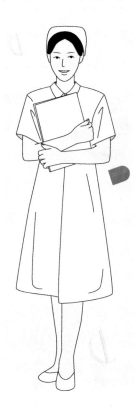

您第一次拿药回家的 72 小时内,我将上门指导您如何正确服药,并根据您的居家环境,告诉您和您的家人怎样避免传染。当然,我还会告诉您一些关于结核病的知识。

在您治疗期间,我将定期通过电话或上门的方式,了解您的服药情况,并提醒您按时去医院取药、复查。当出现药物不良反应时,您可以随时联系我。

饮酒对肺结核治疗有什么影响?

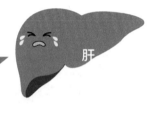

吃了好几个月的药,已经让我很受伤了,你还要饮酒,我很快就会生病的!

肝

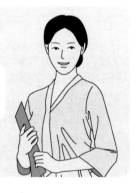

饮酒不仅会影响药物疗效,还会导致更多药物不良反应发生。

第四篇

吸烟对肺结核治疗有什么影响?

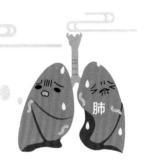

我已经被结核分枝杆菌感染了，若继续吸烟，会让我得其他的病，真是苦不堪言！

肺

为了提高肺结核治愈率，戒烟戒酒很重要！

治疗期间
怎样吃才健康?

饮食原则:

★ 多吃肉、蛋、奶等蛋白质含量高的食物。

★ 多吃绿叶蔬菜、水果、杂粮、坚果等维生素、矿物质含量高的食物。

★ 不吃辛辣刺激的食物。

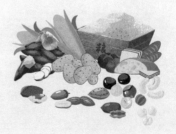

第五篇

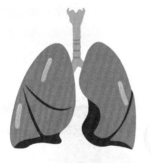

你知道肺结核
怎样预防吗？

如何预防肺结核?

接种卡介苗

卡介苗是每个人人生中的第一针疫苗。新生儿接种后可预防儿童结核和重症结核,还可开展监测,了解接种是否成功。

人生第一针疫苗——卡介苗

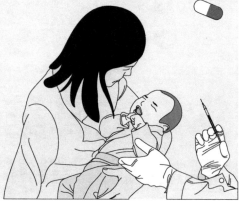

避免结核分枝杆菌飞沫的产生 ★

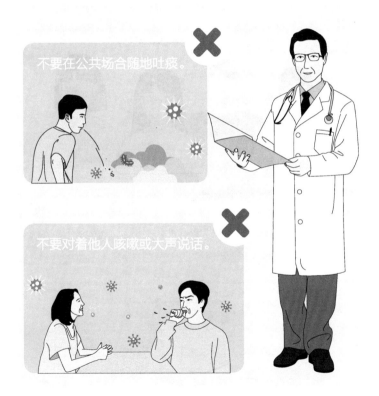

不要在公共场合随地吐痰。

不要对着他人咳嗽或大声说话。

在人群密集的地方佩戴口罩 ⭐

做好自我防护，避免吸入可能存在于空气中的结核分枝杆菌飞沫。

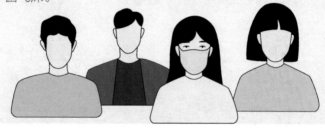

患者衣物要暴晒2~3个小时 ⭐

紫外线可杀灭结核分枝杆菌，所以在太阳下暴晒是给患者衣物进行消毒的一个好方法。

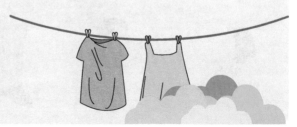

第五篇

居家治疗要避免传染的发生 ⭐

肺结核患者在居家治疗期间，应做好感染控制，避免传染的发生。

措施：

★ 经常开窗通风。

★ 住单独的房间甚或单独居住。

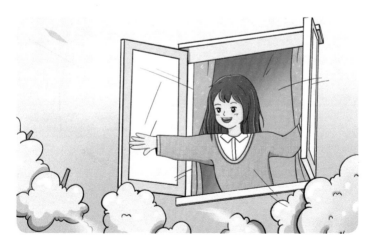

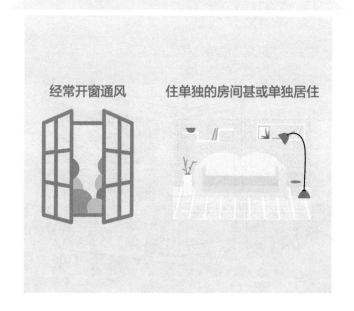

做好感染控制，避免传染的发生

经常开窗通风　　　住单独的房间甚或单独居住

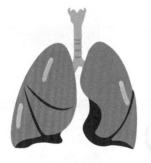

你了解结核病
医保政策吗?

结核病有哪些医保政策？

为进一步促进活动性结核病患者的规范治疗，切实减轻参保人员门诊就医负担，2022年贵州省医保局印发了《省医保局关于进一步做好活动性结核病门诊医疗保障工作的通知》（黔医保发〔2022〕7号）。

★ 该医保政策的保障范围更加全面。除了耐多药肺结核以外，单耐药、广泛耐药、利福平耐药结核病都可以在门诊报销。

★ 该医保政策的保障待遇更加合理。

★ 该医保政策将活动性肺结核调整为非耐药活动性结核病。

第六篇

非耐药活动性结核病的保障待遇 ⭐

★ 年度起付标准为150元,不参与住院起付线累计,办理多种慢性病的只需支付1次。

★ 支付比例按照统筹地区同级住院待遇标准执行。

★ 年度医保基金最高支付限额为职工医保5000元,城乡居民医保4000元。

★ 参保人员办理多种慢性病的,医保基金支付限额可以叠加,但叠加后的最高支付限额为职工医保不得超过17 000元,城乡居民医保不得超过10 000元。

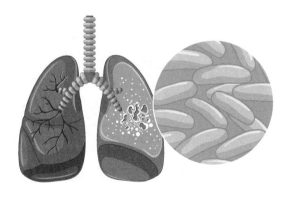

利福平耐药/耐药结核病的保障待遇 ★

★ 不设年度起付标准。

★ 支付比例按照统筹地区同级住院待遇标准执行。

★ 年度医保基金最高支付限额按各统筹地区基本医疗保险和大病保险（大额医疗费用补助）住院最高支付限额执行。

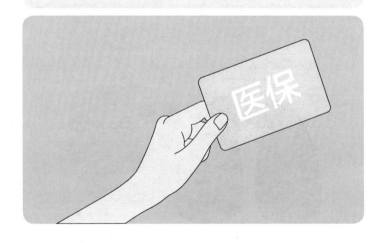